AF321440

DE L'INNOCUITÉ ET DE L'EFFICACITÉ

DES BAINS FROIDS

1° DANS LE

TRAITEMENT DE LA FIÈVRE TYPHOÏDE

COMPLIQUANT LA GROSSESSE

(OU DE LA FIÈVRE DE GROSSESSE ?)

2° DANS LE

TRAITEMENT DES SUITES DE COUCHES FÉBRILES GRAVES

COMPARAISON AVEC L'ANTIPYRINE DANS LES MÊMES CAS

PAR

Le Dr E. VINCENT

Professeur agrégé,
Chirurgien-Major de l'hospice de la Charité de Lyon.

— — ✕ — — ·

Memoire lu à la Société nationale de Médecine.

— — — — ✕ — — — — —

LYON

ASSOCIATION TYPOGRAPHIQUE

F. PLAN, RUE DE LA BARRE, 12.

—

1887

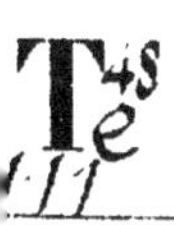

DE L'INNOCUITÉ ET DE L'EFFICACITÉ

DES BAINS FROIDS

1° DANS LE

TRAITEMENT DE LA FIÈVRE TYPHOÏDE

COMPLIQUANT LA GROSSESSE

(OU DE LA FIÈVRE DE GROSSESSE?)

2° DANS LE

TRAITEMENT DES SUITES DE COUCHES FÉBRILES GRAVES

COMPARAISON AVEC L'ANTIPYRINE DANS LES MÊMES CAS

PAR

Le Dr E. VINCENT

Professeur agrégé,
Chirurgien-Major de l'hospice de la Charité de Lyon.

———— ⚬ ————

Mémoire lu à la Société nationale de Médecine.

———— ⚬ ————

LYON

ASSOCIATION TYPOGRAPHIQUE

F. PLAN, RUE DE LA BARRE, 12.

1887

DE L'INNOCUITÉ ET DE L'EFFICACITÉ DES BAINS FROIDS

DANS LE

TRAITEMENT DE LA FIÈVRE TYPHOÏDE

COMPLIQUANT LA GROSSESSE

(OU DE LA FIÈVRE DE GROSSESSE ?)

---

§ I

Bains froids dans la fièvre typhoïde compliquant la grossesse. — Existe-t-il une fièvre essentielle gravidique ?

Les femmes enceintes n'ont pas, comme le pensait Rokitansky, le privilège de l'immunité à l'égard de la fièvre typhoïde. Néanmoins il est permis de dire que pendant la gestation la femme est moins exposée à contracter cette fièvre qu'en d'autres états de sa vie. On pense que d'une façon générale l'état d'une femme enceinte ne se trouve pas beaucoup aggravé par la fièvre typhoïde. D'après Duguyot (thèse de Paris, 1879), la mortalité pour la femme ne serait que de 10 %. Quant à l'enfant, il n'en est pas de même : sa vie est grandement menacée, parce que le plus souvent la grossesse est interrompue, soit par un avortement, soit par un accouchement prématuré. Il n'est pas viable dans le premier cas, et dans le second il ne tarde pas à succomber, les conditions où la fièvre maternelle l'a placé ayant abaissé sa résistance vitale. D'après Duguyot la fièvre typhoïde provoque ''expulsion prématurée du fœtus 40 fois sur 62 cas ; Zuetzer ̴ ̓ ̴atschr. f. Geb., 1869), 14 fois sur 24, Kaminski (*Deuts.*

klin., 1866), 54 fois sur 87, soit environ dans les deux tiers des cas, et ce chiffre est à peu près le taux de la mortalité infantile. Il est donc bien rare que la grossesse continue son cours et que l'enfant arrive vivant et à terme.

L'élévation de la température maternelle, l'altération du sang et la gêne respiratoire chez la mère sont les causes invoquées de l'expulsion anticipée du fœtus. Nous ne saurions omettre de rappeler ici l'opinion de nos distingués confrères de Lyon sur la question qui nous occupe. D'après Du-guyot, avous-nous dit, la mortalité maternelle ne serait que de 10 °/₀. Les auteurs de l'excellent livre : *La fièvre typhoïde traitée par les bains froids* (1886) donnent un chiffre plus élevé. MM. R. Tripier et Bouveret (1) additionnant les cas de fièvre typhoïde chez des gravides publiés dans la thèse de Chapuis (2), de Baratte (3), le traité de Murchison (4), les 22 cas de Brand, leurs trois cas personnels, arrivent à un total de 108 cas, dont 16 se sont terminés par la mort, soit une mortalité de 14 °/₀. « Parmi les 26 cas traités par les bains froids et que nous avons réunis, disent-ils, il y a seulement 3 morts, ce qui donne une mortalité de 11 °/₀. » « Quant à l'avortement, dans les fièvres traitées par l'expectation ou par les médicaments, il survient un peu plus souvent que dans la moitié des cas : sur 108 cas, il y a 69 avortements, soit une proportion de 63 °/₀ ; avec la méthode des bains froids, sur 26 cas, il y a 17 avortements, soit une proportion à peu près égale de 65 °/₀. Mais ces chiffres sont encore insuffisants. Il faudrait, pour les fièvres traitées par l'eau froide, un nombre de cas voisin du nombre des cas traités par les moyens ordinaires. Il faudrait surtout que la terminaison de la maladie favorable ou défavorable fût indiquée dans tous les cas, et pour la mère et pour l'enfant. »

(1) *La fièvre typhoïde traitée par les bains froids*, 1886, p. 148 et suivantes.

(2) Paris, 1883, p. 34. Observation communiquée par M. Bard.

(3) Paris, 1882. *De la fièvre typhoïde pendant la grossesse.*

(4) *Traité de la fièvre typhoïde.* Traduction française de Lutaud, Paris, 1878.

Faisant observer que les malades ont été baignées à une époque déjà trop avancée de la fièvre et persuadés de l'influence de l'hyperthermie de la mère sur la mort de l'enfant, ils ajoutent que la médication réfrigérante appliquée dès le début pourrait vraisemblablement prévenir la mort du fœtus et son expulsion prématurée, comme elle prévient les autres complications de la fièvre typhoïde. « En maintenant l'organisme maternel, pendant toute la durée de la période fébrile, dans un état d'apyrexie relative, l'eau froide peut transformer une fièvre grave, hyperthermique, en une fièvre moins sévère, à température fébrile modérée et dans laquelle l'avortement est beaucoup plus rarement élevé. »

Le rôle de l'hyperthermie dans la production de la mort du fœtus est-il bien fixé ? Voici l'état de la question.

Il résulte des expériences de Hahls, de Fieller, de Winckel, de Hüter, que les battements du cœur du fœtus deviennent plus fréquents lorsque la température de la mère s'élève, ce qui est une signe de souffrance de l'enfant. Pour la fièvre typhoïde en particulier, Kaminski (*Deutsche klin.*, 1866) a noté que l'accélération du pouls fœtal est proportionnelle à l'augmentation de la température de la mère, que le fœtus exécute des mouvements répétés et que le fœtus meurt fatalement lorsque la température maternelle persiste quelque temps à 42° et 42°,5.

Max Runge (*Volkmann's Sammlung*), dans un premier travail en 1879, avait prouvé par des expériences chez les animaux que la mort du fœtus arrive d'autant plus rapidement qu'une température élevée agit plus longtemps (chez des lapines pleines mises dans une étuve chauffée de 60 à 80 degrés, les petits crèvent lorsque la température vaginale de la mère est de 41°,5). Il croit donc que l'infection joue un rôle moindre que l'hyperthermie dans les pyrexies.

Doléris et Doré (Société de biologie, 1883, *Arch. de phys.*, 1884) reprochèrent à Runge de ne pas imiter dans ses expériences les rémissions et les exacerbations des fièvres. Reprenant les expériences dans ce sens, ils arrivèrent à conclure « qu'une température de 41°,5 à 42° ne détermine jamais chez les animaux en expérience aucun phénomène morbide grave et n'entraîne jamais la mort du fœtus.

« Une température de 43 degrés obtenue par un surchauffage lent et progressif maintenu pendant peu de temps, de façon à ce qu'elle ne puisse s'élever davantage, n'entraîne pas non plus de résultat fâcheux, au double point de vue de la marche de la grossesse et de la vitalité du fœtus. » Il fallait donc admettre que si la mort de la mère et du fœtus se produit dans les expériences de Runge, cela tient à ce que les femelles sont soumises à des températures élevées par un *surchauffage brusque et prolongé*, différent du type des fièvres.

Runge, dans les *Ann. de gyn.*, 1884, a reconnu la justesse de ces observations et il conclut aussi dans ce deuxième travail que le danger ne réside pas tant dans l'élévation de la température que dans la rapidité de son ascension.

M. Vincent, dans sa thèse de 1881, a confirmé les observations cliniques de Kaminski. On admet donc généralement que l'hyperthermie constitue un danger pour le fœtus dans toutes les affections fébriles de la mère.

Si nous émettions une opinion, nous dirions que la chaleur, en tant que chaleur physique, n'est peut-être pas la cause unique de la mort du fœtus dans les grandes pyrexies. Un état morbide qui élève la température du corps humain est le résultat d'une intoxication du sang et de l'organisme. L'intoxication, plus ou moins mal connue, dans son agent, détermine la fièvre, et, si la fièvre reste un temps prolongé à un niveau élevé, le fœtus meurt dans le sein de sa mère (c'est rare) ou se trouve dans un état de souffrance qui met en jeu les forces expultrices de l'utérus ; ou bien l'intoxication exerçant une action particulière sur les fibres musculaires de cet organe, leur contraction met fin à l'existence du produit de la conception. Voilà ce que nous savons. Nous savons, d'autre part, qu'en abaissant la fièvre les effets de l'intoxication s'atténuent, peut-être en ralentissant ou paralysant la germination des microbes.

Nous sommes donc autorisés, malgré les incertitudes de la

pathogénie, à parler et à agir en clinique comme nous le faisons, jusqu'à la découverte du microbe de chaque fièvre et de l'agent microbicide spécial à chacune. Personne ne trouvera étrange ni téméraire, à Lyon, d'oser traiter par les bains froids une fièvre typhoïde chez une femme enceinte.

Nous venons relater deux cas où nous avons employé la méthode de Brand, non seulement pour combattre la dothiénentérie, mais avec la conviction de mettre en usage le moyen le plus sûr de conjurer l'avortement si justement redouté en pareille occurrence. Sachant que la haute thermalité est la cause principale, sinon unique, de l'avortement dans la fièvre typhoïde chez les femmes enceintes, nous avons prescrit les bains froids, non point en bravant le danger d'une fausse couche, comme on le craignait, mais en affirmant qu'ils offraient les garanties les plus certaines de sauver l'enfant en abaissant la thermalité maternelle, en guérissant la fièvre typhoïde en sauvant la mère. Les deux observations que nous rapportons sont une nouvelle preuve du bien-fondé de l'observation d'un de nos distingués collègues. Nous en tirerons quelques déductions au point de vue de l'antipyrine après avoir posé la question de l'existence d'une fièvre spéciale et propre aux femmes enceintes, ayant le masque général de la dothiénentérie et n'étant pas une dothiénentérie. Car il nous semble que nos deux cas ne sont pas des types habituels de la fièvre typhoïde. Nous insérons une troisième observation que nous a procuré M. le docteur Aribaud, de Condrieu.

Observation I. — *29 mai 1880*. Claudine P..., cuisinière, 27 ans. Quatre jours avant son entrée à la Charité, la malade a ressenti un accès de migraine accompagnée d'*épistaxis* et de bourdonnements d'oreilles. Dans la soirée, elle fut prise subitement de *crises convulsives* avec perte de connaissance, agitation, délire, le tout dura un quart d'heure. A l'issue de cette crise, la malade était torturée par des douleurs très vives qui partaient des lombes et irradiaient vers la région hypogastrique. Comme elle était enceinte de cinq mois environ, on craignit un avortement et on la transporta à la Maternité, d'où elle fut évacuée sur-le-champ à l'infirmerie. Là elle fut, sans délai, mise au bain froid à 20°;

elle avait 39°,8 et était dans un état de torpeur et de somnolence dont elle était tirée, par instants, par de violentes douleurs lombo-abdominales. L'utérus, qui remontait à un travers de doigt au-dessous de l'ombilic, semblait mou, flasque, dépressible. L'orifice externe du col était ramolli et entr'ouvert, plus qu'il ne l'est à cette époque de la grossesse chez une secondipare. Céphalalgie très intense ; *pas d'éruption rosée ou pétéchiale sur l'abdomen, qui est ballonné.*

30 mai. Quatre bains froids dans la journée ; les trois premiers produisent un abaissement d'un degré, le quatrième de 4/10es seulement. Quantité considérable d'albumine dans les urines.

31 mai. L'hyperthermie semble résister davantage à la réfrigération. Néanmoins l'état général a changé, la prostration a disparu, la céphalalgie est moins vive. Les douleurs lombo-abdominales persistent aiguës et fréquentes.

1er juin. Un seul bain. *2 juin.* La température de la journée permet de sauter des bains. Ce soir, la malade a un frisson et des vomissements.

4 juin. Pas de céphalalgie, un seul bain ; rien aux poumons, ni au cœur.

7 juin. A cause des *vomissements* et des *douleurs* abdominales, nous tentons de diminuer le nombre des bains en les combinant avec l'administration de quatre paquets d'antipyrine d'un gramme, un paquet toutes les trois heures, si la température dépasse 39°. 2 bains.

8 juin. La température monte néanmoins à 41°, et les vomissements persistent. Urine fortement albumineuses. Potion de Rivière.

10 juin. Les vomissements ont été hier très fréquents après l'ingestion de l'antipyrine, qui a produit un abaissement thermique jusqu'à 37°. La malade se plaint de l'antipyrine ; elle se sent mal à l'aise, bien que n'ayant pas de fièvre, et réclame les bains lorsque celle-ci se rallumera. La physionomie est moins bonne que sous l'influence exclusive des bains ; l'urination étant amoindrie et l'albumine très abondante, nous renonçons à la combinaison de la réfrigération hydrique et de l'antipyrine, et nous faisons reprendre le traitement de Brand sans mélange.

11, 12, 13 juin. Bien qu'ayant plus de fièvre, la malade se trouve mieux. Douleurs toujours intenses dans les reins et le ventre. Le 14, poussée de chaleur jusqu'à 41°. — Le 16, l'albumine persiste. Pour la première fois, depuis sa maladie, la femme sent les mouvements du fœtus. En prêtant beaucoup de soin à cette recherche, le chef de service perçoit les battements du cœur fœtal, qu'on n'avait pas saisis jusque-là.

17 juin. Persistance des vomissements bilieux et alimentaires. Le 21, l'albumine a disparu.

24 juin. Le chef du service fait noter que, depuis dix jours, la courbe de la température revêt le type rémittent à grandes oscillations, rémission matutinale (37° à 38°) et exacerbation vespérale (40°) à partir de midi jusqu'à neuf ou dix heures du soir. Les douleurs abdominales sont toujours très vives spontanément et à la pression. Le palper ne révèle pas plus que le toucher l'existence d'aucune formation de phlegmon ni de péritonite. Pas d'albumine.

29 juin. La pression dans la fosse iliaque droite réveille toujours de la douleur. Les bruits du cœur du fœtus s'entendent très distinctement. Mouvements actifs du fœtus très énergiques.

4 juillet. La température restant au-dessous de 39°, nous faisons supprimer les bains froids; la malade va bien et demande à manger. Elle a pris en tout 59 bains, à 20° environ. Elle a eu le 4 une épistaxis et des douleurs fugaces dans les jambes et l'abdomen. Tout allait au mieux, lorsque le 14, sans cause connue, la température monte subitement à 41°. Deux nouveaux bains ont ramené la température à la normale.

Du 17 juillet au 3 août, apyrexie complète. Le soir du 3 août survint un frisson violent, des contractions utérines, et la température monte à 40°. — Le 4 août, même situation; antipyrine. — A partir du 5 août, la convalescence n'a été troublée par aucune rechute, et la malade a quitté l'infirmerie au milieu du mois d'août en excellent état de santé. Le fœtus s'était développé normalement. Aucun trouble du côté de la grossesse.

La grossesse est arrivée à terme (dernières règles le 10 janvier 1886; car l'accouchement s'est fait à neuf mois à la Maternité, le 8 octobre 1886, sans la moindre complication. C'était un sommet en O A. Le travail a duré sept heures. Il n'y a pas eu d'hémorrhagie. La présence de l'albumine dans les urines est signalée pendant le séjour à la Maternité. La femme est restée dix jours dans nos salles. La température rectale, prise matin et soir (comme à toutes nos accouchées), n'a jamais dépassé 37°,4. L'enfant, du sexe masculin, bien portant, mesurait 49 centimètres et pesait 2 kil. 550 gr.; donc il était de volume moyen. Il a été placé en nourrice sous le n° 1136.

Résumé et réflexions. — Début comme dans l'éclampsie par de la migraine, une crise convulsive, des douleurs utérines et de l'albumine. L'albumine a persisté 20 jours; il n'y a pas eu d'autre crise. Épistaxis au début et plusieurs fois pendant le cours de la fièvre. La température dès le début a été de 40°; elle est montée plusieurs fois à 41°. La fièvre a présenté deux périodes : la première, du 25 mai au 4 juillet, c'est-à-dire 40 jours environ; la seconde est une rechute, du 14 juillet au 5 août, c'est-à-dire 15 à 20 jours. Durée totale de la fièvre, 60 jours. Variations très marquées de la température dans la seconde moitié de la première période. De continu, le type est devenu rémittent sous l'influence des bains. Jamais de taches rosées lenticulaires. Pas de diarrhée, congestion pulmonaire intense, ballonnement du ventre persistant. La douleur dans la fosse iliaque droite a persisté jusqu'à la fin. Les mouvements actifs du fœtus et l'énergie des battements de son cœur ont suivi l'intensité de la fièvre. L'antipyrine n'a pas soulagé la malade autant que les bains froids et n'a pas abaissé sensiblement la température. Le sulfate de quinine, donné plusieurs jours à la dose de 0 gr. 50, a paru sans action sur l'utérus. La fausse couche a été enrayée et la grossesse a continué jusqu'à terme. L'enfant, de volume moyen, était bien portant. Travail et suites de couches normaux. Un nuage d'albumine avant, pendant et après le travail et durant les suites de couches. Les bains froids ont été rigoureusement donnés dès le cinquième jour de la fièvre, à 20° environ; la malade en a pris 61.

Obs. II. — Il s'agit d'une jeune primipare de 19 à 20 ans, enceinte de cinq à six mois environ. A la fin de juin et au commencement de juillet 1886 elle fut prise de malaises, de fièvre vespérale, d'anorexie, de douleurs rhumatoïdes. On regarda cet état comme une petite atteinte de rhumatisme que l'on soigna par de la quinine et des purgatifs. Le 5 juillet, des douleurs abdominales et un plus haut degré de fièvre firent craindre une fausse couche. On ajouta le laudanum à la quinine. Mandé auprès de cette dame, je portai, après quelques hésitations, le diagnostic de fièvre typhoïde. Les températures n'avaient pas été prises jusque-là et comme il n'y avait pas de diarrhée, pas d'épistaxis, pas de tache rosée, pas de bronchite, pas de douleur localisée à la fosse iliaque droite, on ne pouvait admettre une fièvre typhoïde. J'affirmai néanmoins l'existence de celle-ci, parce que l'état fébrile était continu, 38° à 39° le matin, 40° à 40°,5 le soir; parce que l'anorexie était complète, parce que la malade avait de la céphalalgie et de la prostration persistantes. Le ventre était sensible à la pression. Le palper hypogastrique découvrait une tension très marquée dans l'organe gestateur; le toucher vaginal constatait l'effacement du col, un travail commencé. Le 9 juillet, je prescrivis les bains froids et les fis prendre moi-même, malgré les appréhensions de l'entourage et des confrères. On donnera un bain à 20° degrés, chaque fois que la température rectale atteindra ou dépassera 39° (laisser 5 minutes la cuvette du thermomètre dans le rectum). La température doit être prise rectale toutes

les 3 heures. Lorsque la température est entre 39° et 38°, ne pas donner
de bain, donner une prise de 0,50 cent. d'antipyrine; au-dessous de 38°,
ne rien faire.

10 juillet, 1 h. 1/2 m., T. 40°. 1 bain à 25°, 12 m., abais. de un degré.
Bien supporté, mieux-être. 5 h. 39°,4, bains à 23°, 5 min., abaissement
de 1 d. 5, sueurs abondantes, bien-être; demi-heure après ce bain, violentes douleurs utérines. Globe utérin très dur. Au toucher vaginal, je
constate l'effacement du col et la tension du segment inférieur. Depuis
cinq à six jours, le col s'est beaucoup effacé (on croyait au rhumatisme et
l'on donnait de la quinine). L'enfant bouge beaucoup. Lavements avec
XX gouttes de laudanum, sirop de chloral Follet, 1 c. à soupe, potage toutes
les 3 heures. 8 h. 38° 8, une prise de 0,50 antipyrine. 11 h. 38°, sommeil
d'une heure. 2 h. soir, 38°,7, une prise de 0,50 antipyrine. Utérus dur,
les contractions empêchent d'entendre les bruits du cœur fœtal et de per-
cevoir les mouvements actifs : ces contractions sont indolores, la malade
est très calme, très satisfaite.

Epistaxis abondantes, nez bouché par des caillots. Compresses vinaigre
sur le front, urines rouges fébriles, pas d'albumine. 5 h. soir, 39°,2, bain
à 21° 1/2, 10 min , abaissement de 7 dixièmes. Dès le début du bain, cla-
quement de dents. Après, la réaction s'est bien faite. Bouillon vomi comme
déjà plusieurs fois.

Par le toucher on trouve le col effacé en apparence, il se laisse franchir
et l'on se rend compte que si l'orifice externe est entr'ouvert et mollasse
comme s'il s'agissait d'une multipare, l'orifice interne est bien fermé. On
sent la tête fœtale sur le segment inférieur, en avant. C'est la pression
de la tête sur la vessie qui a donné un peu de cystite il y a quelques jours.
Ballottement vaginal. 8 h. s., 39°,6, bain à 24°, 10 min., abais. de presque
2 degrés. Bain agréable, soupe maigre prise avec plaisir. 11 h. soir, 38°,4,
une prise de 0,50 antipyrine. De 8 h. à 11 h. la malade avait dormi. Elle
se plaint d'une douleur intercostale qu'on essaie de calmer avec du baume
tranquille et du coton. Potage.

11 juillet, 2 h. m., 39°,8, bain à 25°, 15 min. abais. de près de 3 degrés.
Avant le bain, violente douleur intercostale agitant le sommeil, cauchemar. Bain calme et bienfaisant malgré la persistance de la douleur intercostale. Badigeonnage iodé sur ce point.

5 h., 37°,5, sommeil, ventre ballonné sans douleur, potage. Douleurs
de reins. 8 h. m., 39°,8, B. à 20°, 10 m., abais. de 6 dix. Petites douleurs
de reins. Douleur intercostale revenue assez vite. Lavement avec X gouttes
laudanum et une cuil. à soupe sirop de chloral. Mouvements actifs du fœtus,
le cœur bat bien. 11 h., 39°, prise de 1 gr. antipyrine. Les contractions
de l'utérus persistent, le travail n'est pas plus avancé et la fausse couche
paraît encore pouvoir être conjurée. Grand abattement moral. 2 h. 38°,6.
5 h. s., 38°,9, prise de 0,50 antipyrine. Violentes douleurs intercostales
arrachant des cris, les cataplasmes laudanisés ont de la peine à les calmer

un peu. 8 h., 39°,7, bain à 25°, 12 m., abais. de près de 2 deg. Violente douleur intercostale dans le bain, intolérable après. Injections de morphine, calme se fait au bout de 10 minutes. 11 h., 38°,2, prise de 0,50 antipyrine. La douleur intercostale est légère, puis revient intense.

12 juillet, 2 h. mat., 40°,1, bain à 24°, 12 min., abais. de près de 2°,5. Violentes douleurs intercostales, atroces avant, pendant et après le bain. Claquements de dents et gémissements constants pendant le bain. Un badig. au laudanum calme les douleurs. 5h., 36°,7, potage au lait pris avec plaisir, calme, pas de douleurs. 3 h., 37°,4, grand abattement, café au lait, quelques douleurs erratiques. Ventre dur par moments. Profond sommeil pendant 3 h. Faibles douleurs de reins. 11 h., 39°,4, bain à 25°, 13 min., abais. de 1 deg. La douleur intercostale revient violente pendant le bain, cris et gémissements. Café froid. A la suite du bain, violentes envies de vomir, que l'eau de menthe fait passer, potage pris avec plaisir. 2 h., 40°,2, bain à 24°, 12 m., abais. de près de 3 deg. Sommeil profond de 11 h. 1/2 à 1 h. 3/4. La même douleur intercostale extrêmement violente revient au milieu du bain. Aucune boisson n'est prise pendant ce bain, de crainte de vomissements. La douleur se calme après le bain, sans qu'il soit besoin de rien employer. Soupe mitonnée après le bain. Les envies de vomir se manifestent de nouveau. Pommettes rouges à droite, pendant et après le bain.

5 heures, 39°,7, bain à 25°, 12 m., abais. de 2 dix. seulement; ce voyant, le médecin traitant administra, après le bain, une prise de 0,80 d'antipyrine. Violente envie de dormir. Douleur intercostale reparaît pendant le bain. On s'inquiète, on s'alarme, et le médecin consultant doit déployer toute son influence et son énergie pour faire continuer le bain froid malgré la douleur intercostale. Il supplie qu'on s'en tienne rigoureusement au bain froid non à 25°, mais à 20°, et qu'on ne le trouble pas avec l'antipyrine et les lavements laudanisés. On verra ce qui a été fait. 8 h. s., 39°,6, bain à 24°, abais. de 1 deg. 6. Maux de reins et de ventre légers, envie de dormir dans le bain, douleur intercostale. Nausées après le bain. Lavement avec X gouttes laudanum, coliques et ballonnements après ce lavement. 11 h. 37°,9, le ballonnement et les coliques causés par le laudanum ont persisté 3 heures, pas de sommeil, dégoût de toute alimentation que la malade attribue à son lavement.

13 juillet. 39°,4, bain à 24°, 15 min., abais. 1°,2. On veut donner un lavement laudanisé, la malade se révolte. Claquements de dents pendant toute la durée du bain, besoin de dormir. Douleur intercostale à la fin du bain, et après, un badigeonnage de laudanum la calme. 5 h., 38°,6. Prise de 0,80 antipyrine, douleur au bas-ventre. Soupe mitonnée. 8 h., 37°. Sommeil. Thermométrie douloureuse. Café au lait. Le médecin traitant administre 10 gouttes de laudanum sur un morceau de sucre. La malade les prend en trouvant étrange qu'on lui impose le laudanum quand elle n'a pas de coliques. 11 h., 37°,2; une prise d'antipyrine de 0,50, bien que la température ne l'exigeât pas. Abais. à 36°,7. 2 h., 39°,9., bain à 24°, 12 min., abais. de 7 dixièmes. La douleur intercostale légère avant le bain devient violente au milieu. Après le bain, nausées. Disparition des douleurs intercostales. Sommeil. 5 h., 39°,8, bain à 22°, 12 min. abais. de 1°,1. Calme après le bain. Le médecin consultant insiste pour qu'on s'en tienne à la rigueur de la méthode. 8 h. s. 40°,1, bain à 21°, 13 min., abais. de 2°. Douleur intercostale très intense pendant le bain, malgré une application de compresses et de coton. Après le bain, calme, sommeil. Eau et vin. 11 h. s. 40°,3, bain à 20°, 14 m., abais. de 1°,2. Claquements de dents avant le bain. Coliques, douleurs au bas-ventre pas bien caractérisées qui ont duré quelques minutes avant le bain, sans que le ventre présentât rien de bien anormal, et qui ont disparu complètement depuis le bain. Douleur intercostale très forte. Quina au marsala. Un peu de soupe. « J'ai cru devoir donner de l'antipyrine, en voyant les hautes températures se maintenir et le bain à 20° n'apporter qu'une amélioration relative », dit le médecin traitant.

11 juillet. 2 h. m. 36°,5. Pas de sommeil, sueurs abondantes. Quina au marsala. Un peu de soupe, champagne. 5 h. m. 36°,4. Bon sommeil, gelée groseilles, légers frissons, cauchemar. 8 h. m. 39°,6. Bain à 21°. 15 m. ab. 1°,2. Grâce à un tampon de coton, pas de douleurs intercostales pendant le bain. A bu eau froide pendant le bain. Après, quina, soupe, sommeil. 11 h. m. 39°. Bain à 21°. 15 m. ab. 1°,4. *La malade préfère le bain à tout, malgré la douleur intercostale qu'elle y éprouve à la fin. Avec le tampon de coton cette douleur est insignifiante.* Bon appétit après le bain. Pas de garderobe depuis cinq jours. Alcool, marsala, champagne. 2 h. 39°,7. Bain à 21°. 12 m. ab. de 3 dixièmes.

Cela ne paraissant pas suffisant, on donne 0 gr. 50 d'antipyrine. La malade avait éprouvé des frissons avant le bain et elle fait remarquer que chaque fois qu'elle a eu ces frissons avant le bain, celui-ci n'abaisse pas beaucoup la température. Depuis qu'on met du coton sur le point névralgique, *le bain, toujours agréable,* se passe sans douleurs intercostales. Sur ces entrefaites on a reçu la dépêche du médecin traitant, protestant contre l'emploi du chloral et du laudanum et contre l'administration simultanée du bain froid et de l'antipyrine qui amène des collapsus (36°,4) et diminue l'énergie cardiaque,

5 h. s. 39°,2. Bain à 22° 12 m. Ab. de 3 dix. Tampon de coton. Pas de douleur. Claquements de dents. Frissons après le bain. Le médecin traitant donne la note suivante : « L'état de Mme X... est ce soir assez satisfaisant. Elle éprouve en ce moment un besoin assez violent d'aller. L'utérus n'est pas contracté, le ventre tout aussi volumineux, ce qui me fait penser que ce besoin est provoqué véritablement par des matières. On donnera ce soir un demi-verre d'eau d'Hunyadi-Janos. Après le bain, la réaction est un peu lente, les ongles ne restent pas bleus pendant longtemps.

J'avais insisté sur quelques toniques. On en a abusé un peu cette nuit, on en donnera moins demain. Le pouls est moins déprimé qu'hier, il est plus fort tout en n'étant pas plus rapide qu'hier. Il y a beaucoup de courage et encore beaucoup de force. »

7 h. s. Un demi-verre Hunyadi 2 selles. 8 h. 39°,5. Bain à 21°. 15 m. Ab. 1°,4. Bon bain. Soupe mitonnée. 11 h. 38°,7, avec prise de 0,80 c. antipyrine. Soupe mitonnée. Bordeaux.

15 juillet. 2 h. m. 37°,9. *Sueurs abondantes*. Pas de sommeil. Soupe, vin et eau. 5 h. m. 38°,9, 0 80 c, anti. pas de sommeil cette nuit. Cauchemar. 8 h. m. 36°,8. *Sueurs profuses* toute la nuit. Sommeil de 1 heure seulement. Sur une nouvelle dépêche du médecin traitant on promet de supprimer désormais l'antipyrine, le quinquina, le laudanum (à moins de douleurs utérines très violentes) et de s'en tenir aux bains froids purs. 11 h. m. 36°,4. *Sueurs persistantes*. Potage, un peu de sommeil. 2 h. s. 38°,3. Un peu de sommeil. Potage. 4 à 5 garderobes. 5 h., 40°,2. Bain 20°. 15 m. Ab. de 2°,3. *Bain attendu avec impatience*. On se soumet aux conseils du médecin traitant. Malade épongée à l'eau froide avant le bain. Compresses froides sur la tête et absorption d'eau froide pendant le bain. Tampon de coton sur le côté. Pas l'ombre de douleur intercostale. Bain trouvé un peu froid à la fin. Peu de frissons. Potage. Malade s'est réchauffée lentement. Rien de particulier au sujet du ventre. Pas de douleurs utérines. 8 h. s. 40°,2. Bain à 20°, 13 m. Ab. de 1°,7. Bon bain correct. Pas de douleurs intercostales. Eau froide prise à l'intérieur avant et pendant le bain. Chartreuse étendue d'eau. Potage. Bordeaux. 11 h. s. 36°,8. Sommeil léger, crème de riz, Bordeaux.

16 juillet. Sommeil, selles, un peu de toux. 2 heures du matin, 39°,7. Bain à 20°. 14 minutes. Abaiss. de 1°,5. Épongé toute la durée du bain, figure et cou, bien frictionné après le bain. Pas de douleurs. Thé au rhum bu pendant le bain trouvé froid. Réaction lente. Potage crème de riz Bordeaux. 5 h. m. 38°,7. Selle, potage crème de riz Bordeaux. 8 h. m. 39°,3. Bain à 22°. 12 m. ab. 2°. Selle précédée de coliques assez fortes. Pas de contraction utérine. La malade n'éprouve plus les douleurs de rein et du bas-ventre. *Le médecin traitant constate que depuis l'administration rigoureuse des bains froids, il n'y a plus de contraction utérine*. Néanmoins, à cause des 7 garderobes procurées par l'Hunyadi-Janos, il fait donner X gouttes de laudanum dans une infusion. 11 h. m. 38°. Ventre douloureux à la pression, mais pas de contraction ni de dureté utérine. Sommeil. Crème de riz, Bordeaux. 2 h. s. 40°, 3. B. à 21°. 14 m. Ab. 1°,8. Un peu de toux avant le bain. Bon bain qui n'occasionne pas de douleur intercostale. On ne donne pas d'eau froide pendant le bain à cause des selles signalées. Crème de riz, Bordeaux. 5 h. s. 40°. Bain à 20°. 15 m. Ab. de 1°,2. Bon bain, etc, 3. h. s. 39°,8. Bain à 21°. 15 m. Ab. de 1°,9. Bon bain. Bien épongé figure et cou. Quelques fatigues intestinales dans le bain. Coliques augmentant pendant le bain sans ballonnement et

sans contractions. A cause de ces fatigues intestinales le médecin traitant fait donner un lavement de XV gouttes de laudanum et un demi-
verre d'eau avec l'irrigateur Éguisier. Ce lavement provoque de violentes
douleurs qui ne se calment qu'au bout de 2 h. et demie, malgré une injection sous-cutanée de morphine. 11 h. s. 38º,4. Calme. N'a rien pu
prendre en fait d'alimentation.

17 juillet. 38º,7. Bon sommeil de 11 h. à 2 h. du matin. Au réveil
ressent encore quelques douleurs. Potage et vin vomis. Se remet un peu
des douleurs causées par le lavement laudanisé.   h. m. 38º,7. Champagne et eau. N'a pu s'alimenter depuis 12 heures. 8   m, 37º,5. Bon sommeil. Reprend appétit. Ventre reste tendu, mais peu douloureux. Lait
froid. Enfant bouge bien. 5 h. s. 39º,3. Bain à 20º. 15 m, Ab. 1º.7. Envies d'aller à la selle après le bain, 8 h. 39º,6. Bain à 20º. 16 m. Ab. 1º,9.
Bon bain. Envies d'aller à la selle.

Je vis la malade ce jour-là et constatai que son état général était excellent, que la fièvre avait totalement disparu et que le danger de la fausse
couche était conjuré, à moins de rechute de la fièvre typhoïde. Les notes
très circonstanciées qui m'ont été fournies par le mari ne mentionnent
plus aucune élévation de la température, qui a continué à être prise matin
et soir, jusqu'à la fin de juillet. Si la convalescence s'est maintenue depuis le 18 juillet, le calme n'a pas persisté du côté de l'utérus, car il est
souvent question de douleurs des reins et du bas-ventre, qu'il a fallu
combattre avec du laudanum, de l'élixir parégorique, des gouttes roses
Magendie.

La malade est accouchée en quelques heures et de la façon la plus heureuse le 10 octobre. Son enfant, du sexe féminin, était bien développé,
bien portant, à terme, moins quinze jours environ d'après les dernières
règles. Les suites de couches, accidentées de quelques jours de fièvre à
39º, comme il arrive quand on ne fait pas d'antisepsie, ont été bonnes en
somme. Aujourd'hui la mère et la fille vont en charme.

Résumé. — Fièvre typhoïde sans taches rosées, ni bronchite, ni diarrhée ; traitée au début comme un rhumatisme.
Caractérisée par des contractions utérines, hâtives, tenaces,
persistantes. Soumise aux bains froids le 10ᵉ ou 15ᵉ jour
après avoir été combattue par la quinine et le laudanum.
Bains froids employés de 20 à 25º au-dessus de 39º. Antipyrine à la dose de 0 gr. 50 ou 0 gr. 80 entre 38 et 39º. On a
donné quelquefois l'antipyrine après un bain, lorsque la température n'avait été abaissée que de 5 dixièmes par celui-
ci ou bien au-dessous de 38º. Il en est résulté une dépression
du pouls très marquée, un collapsus, un malaise général, des

sueurs profuses qui rendaient la malade plus malade que si elle avait eu 40°. Les lavements laudanisés administrés sans motif suffisant avec l'irrigateur Eguisier ont provoqué des ballonnements intestinaux et des contractions utérines manifestes. Les bains ont calmé l'irritabilité utérine quand ils ont été corrects. La malade a pris 25 bains.

La méthode de Brand, bien que suivie timidement et à partir du 10ᵉ ou 12ᵉ jour de la fièvre, a sauvé une situation bien compromise par la quinine.

Néanmoins, il faut reconnaître que l'irritabilité de la fibre utérine, mise en jeu par la fièvre typhoïde, a persisté après la guérison de la fièvre.

Il faut donc avoir soin de donner les opiacés dans la convalescence et jusqu'à ce que le calme soit bien établi du côté de l'utérus. L'injection hypodermique de morphine paraît devoir être préférée au lavement laudanisé chez les sujets hyperesthésiques ; l'introduction de la canule est chez eux un excitant pour toute la sphère génitale. Cet effet continué d'une cause supprimée n'a rien qui surprenne. Une hémorrhagie inter-utéro-placentaire peut amener l'avortement, bien qu'elle se soit arrêtée. La combinaison de l'antipyrine avec les bains froids doit être surveillée et il faut renoncer à l'antipyrine, s'en tenir à la méthode de Brand rigoureuse, lorsque le cœur faiblit et que l'état général devient mauvais.

Obs. III (1).— *Fièvre typhoïde chez une femme enceinte de six mois.*

La femme Lacroix, de Salaise, est âgée de 25 ans et est douée d'une bonne constitution. Elle est enceinte pour la seconde fois. Pas de maladies antérieures.

Après quelques jours de courbature, le mercredi 4 août elle éprouva des frissons et des maux de tête ; elle s'alite le lundi 9 août, et le 11, appelé pour la première fois, je constate une fièvre typhoïde à forme adynamique, *pas de taches rosées, bronchite légère.* Je propose le traitement par les bains froids, qui sont acceptés, avec l'assentiment de M. le docteur Aribaud (de Condrieu) appelé en consultation.

---

(1) Cette observation nous est adressée par M. le docteur Maire, du Péage de Roussillon.

La maladie suit une marche tout à fait normale, les selles sont au nombre de trois à quatre par jour, la température oscille entre 39° et 40°,5; il existe un peu de subdelirium. Les bains sont pris toutes les trois heures au nombre de six à sept par jour depuis le 12 jusqu'au 19 août, jour de l'accouchement. On cessa complètement les bains à partir de ce moment.

Cette femme était enceinte depuis la fin de décembre 1885; ses dernières règles eurent lieu du 12 au 16 du même mois. L'accouchement s'effectua donc vers la fin du huitième mois et tout à fait normalement ; le jour de l'accouchement la température était encore de 40° le matin. L'enfant naquit bien portant, fut mis en nourrice et jouit toujours d'une bonne santé.

Vers le deuxième jour du traitement par les bains, la malade commença à se plaindre de douleurs vives et intermittentes siégeant vers le fond de la matrice et dues aux contractions de cet organe; ce qui, dès cette époque, faisait prévoir un accouchement prématuré. En effet, ces douleurs augmentèrent de plus en plus pour cesser après l'accouchement. Le col de la matrice n'était pas dilaté et ne paraissait pas participer aux contractions du fond de l'utérus.

A partir du 26 août la malade entre en convalescence et la guérison est complète en l'espace de quelques jours.

En résumé :

1° Fièvre typhoïde grave paraissant avoir été régularisée dans sa marche par les bains froids.

2° La malade a pris environ 35 bains qui ont été commencés le neuvième jour.

3° Les bains ou les mouvements imprimés à la malade pour la mettre aux bains auraient provoqué des contractions du fond de l'utérus et précipité l'accouchement.

4° Accouchement tout à fait normal, douleurs régulières pendant les quelques heures qui l'ont précédé, pas d'hémorrhagies, délivrance facile.

5° La fièvre a eu une marche aussi régulière que chez une femme non gravide. Durée, trois semaines; convalescence très courte.

Telles sont nos deux observations de femmes enceintes atteintes de fièvre typhoïde vers le milieu de la gestation.

Les bains froids ont guéri la fièvre typhoïde, prolongé la grossesse jusqu'à terme, et procuré des enfants bien portants.

Dans le cas de M. Maire, la grossesse a été prolongée jusqu'à 8 mois, et la terminaison a été assez heureuse pour la mère et pour l'enfant.

DIAGNOSTIC. — *Mais avions-nous affaire à de véritables fiè-vres typhoïdes?* — Dans le premier cas où l'albuminurie a été si intense et si persistante, n'avions-nous pas affaire à une éclampsie? Non, parce que l'élévation de température dans l'éclampsie disparaît 24 heures après la crise et qu'il n'y en a eu qu'une et que la fièvre a duré soixante jours. La courbe thermique ne laisse aucun doute sur la fièvre typhoïde. Il s'agit bien ici d'une dothiénentérie grave avec symptômes urémiques tenant à une néphrite typhoïde. Outre la prostration, la stupeur caractéristique, la fièvre tenace, il y a eu des épistaxis, des céphalalgies, des douleurs iliaques, de la congestion pulmonaire. Les taches rosées seules n'ont pas été vues, mais peut-être ont-elles existé. Dans le second cas, il n'y a pas eu non plus de taches rosées, peu ou pas de congestion pulmonaire, une diarrhée légère seulement et la fièvre n'a duré que 20 à 25 jours pour se terminer par une défervescence brusque. C'est une forme relativement bénigne de dothiénentérie avec céphalalgie, fièvre élevée pendant 15 à 20 jours environ, avec oscillations stationnaires, dont 4 à 6 jours avec épistaxis, anorexie complète, 2 ou 3 jours de délire, douleurs abdominales persistantes et contractions utérines très fortes, et partant danger extrême d'accouchement prématuré.

Ne s'est-il pas agi dans ce cas d'une *fièvre propre à la grossesse* ?

Qu'est-ce que la fièvre propre à la grossesse? D'après Burns, c'est une fièvre qui semble venir des intestins et aurait une analogie avec la fièvre rémittente des enfants. Jacquemier aurait remarqué cet état fébrile pendant une grande partie de la grossesse, même jusqu'à la fin ; cependant il disparaît le plus souvent du 4ᵉ au 5ᵉ mois. Grisolle (*Fièvre hectique* de son Traité) cite un cas où les accidents fébriles n'ont cessé qu'après l'expulsion d'un fœtus de sept mois. « Charcot a vu un fait analogue où la fièvre n'a cessé qu'après l'accouchement, qui eut lieu à terme. » Avant d'aller plus loin, il est bon de faire remarquer que les femmes citées par Jacquemier toussaient, — il n'a cependant trouvé aucun signe pulmonaire longtemps après l'accouchement. — Les observations que M. Tarnier donne comme exemple de fièvre de grossesse sont les suivantes : — 1ᵉʳ *cas*. Primipare, fièvre continue avec fortes exacerbations le soir à la même heure. Croyant à une fièvre rémittente, parce que la malade avait habité un pays marécageux, M. Tarnier donne 1 gramme de sulfate de quinine. L'avortement s'en suit, disparition de la fièvre. — 2ᵉ *cas*. Primipare, au troisième mois, fréquence du pouls, température entre 38 et 40 degrés, inappétence, rougeur de la langue, rêvasseries, amaigrissement. — Disparition de la fièvre au cinquième mois, accouchement à terme. Les médecins avaient dit fièvre typhoïde, M. Tarnier fièvre de grossesse, parce qu'il n'y eut pas et jamais de taches rosées lenticulaires, ni météorisme, ni diarrhée. — 3ᵉ *cas*. Primipare, au quatrième mois, de violentes douleurs rénales à droite éclatent subitement, puis fièvre pendant trois semaines, pouls rapide, température élevée, langue rouge, perte de sommeil et d'appétit, céphalalgie, amaigrissement, pas d'albumine, pas de taches rosées lenticulaires, pas de diarrhée, intelligence intacte. — Guérison, accouchement à terme, fièvre typhoïde pour les médecins, fièvre de grossesse pour M. Tarnier. Le professeur Tarnier dit que cette fièvre des femmes enceintes a été confondue avec la fièvre produite par la phthisie pulmonaire, avec la fièvre rémittente, avec la fièvre typhoïde. MM. Tarnier et Budin admettent l'entité de cette fièvre de la grossesse tout en reconnaissant qu'elle est mal connue, mal classée.

A moins d'autopsie, la question ne paraît pas pouvoir être tranchée autrement que par la clinique.

L'ensemble des malades ressemble à celui de la fièvre typhoïde, la courbe thermique est la même.

Ce sont des fièvres typhoïdes bénignes. On ne comprend pas la fièvre de grossesse.

Cette incertitude théorique ne doit pas faire fléchir la conduite du médecin dans le sens de l'expectation. Comme toute fièvre typhoïde à début bénin peut devenir grave, et comme toute fièvre d'apparence bénigne peut entraîner la mort par péritonite, hémorrhagie et mort subite, il faut traiter la fièvre typhoïde chez la femme enceinte comme si elle n'était pas dans cet état, puisque en empêchant la fièvre de devenir plus grave, en la guérissant, on prend les vrais intérêts de l'enfant. Les bains froids paraissent ici, comme ailleurs, le meilleur et le plus efficace mode de traitement ; ils sont sans danger. Le sulfate de quinine employé à doses efficaces, c'est-à-dire au-delà de 0,50 centigrammes, ayant des propriétés abortives, doit être rejeté. Il en est de même de l'ergotine et du salicylate de soude (voir thèse de Rousseau, Paris 1882). L'antipyrine fait courir d'autant plus le danger du collapsus que, chez la femme enceinte, le cœur est en imminence morbide (hypertrophie du ventricule gauche). — Son administration doit être surveillée avec soin. — Chez certaines femmes hyperesthésiques, il est besoin, après la disparition de la fièvre qui a excité la fibre utérine et fait naître l'incessant danger d'avortement ou d'accouchement prématuré, de faire administrer les opiacés, et l'*injection hypodermique de morphine* paraît le mode d'administration à préférer.

§ II
Les bains froids et l'antipyrine dans les suites de couches fébriles.

Dans la séance du 11 février 1884 de la Société nationale de médecine de Lyon, je fis la communication suivante : Lorsque j'ai pris le service de la Maternité de la Charité le 1er janvier 1884, j'ai trouvé la maternité aux prises avec une petite épidémie de fièvre puerpérale (pyohémie avec abcès métastatiques, péritonite suraiguë et scarlatine symptomatique d'état pyohémique, etc.). Je me suis efforcé de la réprimer en redoublant de soin dans l'application de la méthode antiseptique, qui présentait bien des lacunes. Les hautes doses de quinine par les voies digestives ou en injection hypodermique ne donnant aucun résultat, non plus que les injections intra-utérines quand il n'y a pas de débris de l'arrière-faix retenus et putréfiés, j'ai organisé le traitement par les bains froids contre la fièvre puerpérale, comme on le fait pour la fièvre typhoïde dans les services de médecine.

Sur 38 fièvres puerpérales baignées, je n'ai eu que 3 décès ; le résultat fut donc, en somme, très satisfaisant. Nous n'avons jamais eu le moindre accident dans l'administration des bains froids chez les nouvelles accouchées, ni hémorragie, ni syncope, ni troubles d'involution utérine. J'ai donné les observations à M. Chabert, comme sujet de thèse. Depuis cette thèse, après avoir donné les bains froids encore dans une dizaine de cas, en 1885, je crois pouvoir maintenir les conclusions que je dictais en 1884 à mon élève :

1° L'administration des bains froids est possible chez les nouvelles accouchées atteintes de fièvre puerpérale.

2° Les bains froids sont inoffensifs, exempts de danger dans l'état puerpéral.

3° Les bains froids ont une efficacité très sûre et prompte contre les états fébriles des suites de couches.

4° Ils sont indiqués dans toutes les formes hyperthermiques des complications des suites de couches, les péritonites su-raiguës exceptées.

5° L'indication du bain froid n'existe que lorsque la fièvre se maintient sans rémission matutinale notable autour de 40° et lorsqu'on a constaté l'impuissance de la quinine (aujour-d'hui j'ajoute et de l'antipyrine), des excitants diffusibles à haute dose et lorsque la fétidité des lochies existant, on a pratiqué des injections intra-utérines antiseptiques ou l'irri-gation continue sans amener de détente dans la fièvre.

6° Les bains froids doivent être administrés à une tempéra-ture variable de 28° à 18°. Suivant l'abaissement que le premier bain donné à 28 ou 25° et les bains à température décroissante ont produit, on doit abaisser le degré des bains ultérieurs. La règle est d'obtenir par le bain un abais-sement d'un à deux degrés de la température de la malade. On doit suivre, en les modifiant, les pratiques usitées dans le traitement de la fièvre typhoïde par les bains froids.

7° Les bains sont réitérés toutes les trois heures, jusqu'à

ce que la température de la malade soit descendue à 38°, et y reste avec des oscillations de quelques dixièmes le soir.

8° Lorsque les bains à 18 ou 20 degrés, et donnés toutes les trois heures, ne procurent pas un abaissement notable de la température, il faut placer dans l'intervalle des bains une vessie de glace sur le ventre de la malade.

9° Concurremment avec les bains, les alcooliques doivent être administrés largement à la malade et son alimentation doit surtout consister en aliments liquides, tels que potages, lait, bouillon, jus de viande.

A la fin de l'année 1885, les prescriptions antiseptiques étant mieux suivies, j'eus à traiter des fièvres puerpérales moins graves.

J'essayai alors de remplacer les bains froids par l'antipyrine à la dose de 2 à 3 grammes par jour. Le résultat fut bon. Je n'ai noté qu'une fois une chute de température à 36° (après 1 gramme d'antipyrine), sans autres inconvénients. Quelques femmes ressentent des nausées et ont des vomissements avec l'antipyrine. Il est bien rare d'observer de l'intolérance. Les urines sont généralement plus rares sous l'influence de l'antipyrine et cette diminution de l'excrétion urinaire ne paraît pas en rapport avec la diaphorèse. Celle-ci est assez fréquente. J'ai adopté la manière de M. Clément pour l'emploi de l'antipyrine. Je la fais donner comme un bain froid toutes les trois heures à la dose de 0,50 centig., ou de 1 gramme lorsque la température est au-dessus de 39°. L'antipyrine m'a permis de laisser la baignoire au grenier. Tout enthousiaste qu'on soit médicalement du bain froid, on comprend la joie d'une malade d'en être exemptée ! Ce n'est pas cependant le bain froid ni l'antipyrine qui sont les remèdes héroïques de la fièvre puerpérale. Il n'y en a qu'un, *la prophylaxie, l'antisepsie rigoureuse, infatigable* (1).

(1) L'un de mes anciens internes, M. Albertin, vient de publier dans sa thèse inaugurale (*Des injections intra-utérines*, Lyon, 6 août 1887) la statistique de mon service (juillet 1886 à juillet 1887). Je n'ai eu ni mortalité, ni morbidité septicémique sur un chiffre de 1 125 accouchements, dont un grand nombre ont nécessité des interventions opératoires. (V. *Lyon Médical*, n° 33, 1887.)

Nous avons la satisfaction de la réaliser entièrement depuis un an, grâce au dévouement du personnel. Si la conversion de celui-ci a été longue, j'ai la joie de reconnaître qu'elle est vraie et solide.

Comme conclusion générale, je dirai que les bains froids sont efficaces et inoffensifs pendant la grossesse contre la fièvre typhoïde vraie ou la fièvre gravidique typhoïde, et dans les suites de couches contre la fièvre puerpérale. Mais que si l'antipyrine, ou un autre antithermique agissant de même, convient moins bien que le bain froid, dans la fièvre typhoïde des gravides, elle peut, en général, les remplacer dans les fièvres suites de couches.

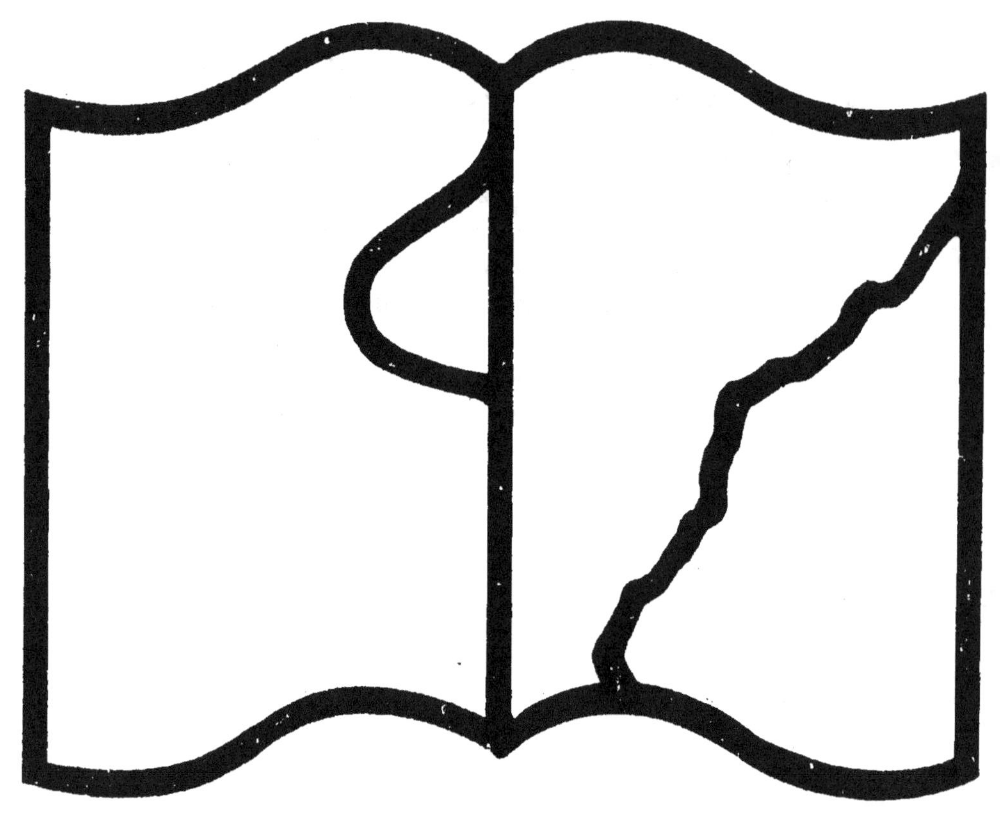

Texte détérioré — reliure défectueuse

NF Z 43-120-11

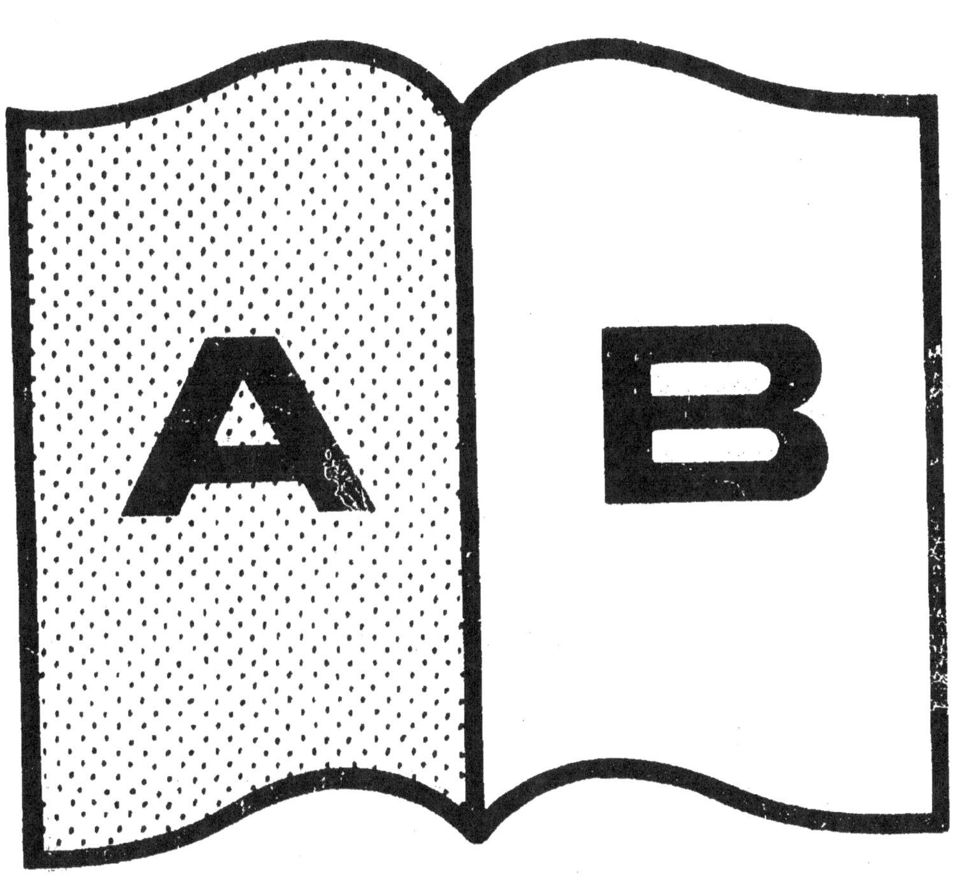

Contraste insuffisant

NF Z 43-120-14